Today I feel

Today I feel

_____

_____

_____

_____

_____

_____

_____

_____

_____

_____

_____

_____

_____

_____

Today I feel

Today I feel

_____

_____

_____

_____

_____

_____

_____

_____

_____

_____

_____

_____

_____

_____

_____

Today I feel

Today I feel

_____

_____

_____

_____

_____

_____

_____

_____

_____

_____

_____

_____

_____

_____

Today I feel

_____

_____

_____

_____

_____

_____

_____

_____

_____

_____

_____

_____

_____

_____

_____

_____

_____

Today I feel

_____

_____

_____

_____

_____

_____

_____

_____

_____

_____

_____

_____

_____

_____

_____

Today I feel

_____

_____

_____

_____

_____

_____

_____

_____

_____

_____

_____

_____

_____

_____

_____

_____

Today I feel

_____

_____

_____

_____

_____

_____

_____

_____

_____

_____

_____

_____

_____

_____

_____

_____

Today I feel

Today I feel

Today I feel

_____

_____

_____

_____

_____

_____

_____

_____

_____

_____

_____

_____

_____

_____

_____

_____

_____

Today I feel

Today I feel

_____

_____

_____

_____

_____

_____

_____

_____

_____

_____

_____

_____

_____

_____

_____

Today I feel

_____

_____

_____

_____

_____

_____

_____

_____

_____

_____

_____

_____

_____

_____

_____

Today I feel

Today I feel

Today I feel

Today I feel

Today I feel

_____

_____

_____

_____

_____

_____

_____

_____

_____

_____

_____

_____

_____

_____

_____

_____

Today I feel

Today I feel

_____

_____

_____

_____

_____

_____

_____

_____

_____

_____

_____

_____

_____

_____

_____

_____

Today I feel

Today I feel

Today I feel

Today I feel

Today I feel

_____

_____

_____

_____

_____

_____

_____

_____

_____

_____

_____

_____

_____

_____

Today I feel

_____

_____

_____

_____

_____

_____

_____

_____

_____

_____

_____

_____

_____

_____

_____

_____

Today I feel

Today I feel

Today I feel

Today I feel

Today I feel

_____

_____

_____

_____

_____

_____

_____

_____

_____

_____

_____

_____

_____

_____

Today I feel

Today I feel

_____

_____

_____

_____

_____

_____

_____

_____

_____

_____

_____

_____

_____

_____

_____

Today I feel

_____

_____

_____

_____

_____

_____

_____

_____

_____

_____

_____

_____

_____

_____

_____

_____

Today I feel

_____

_____

_____

_____

_____

_____

_____

_____

_____

_____

_____

_____

_____

_____

Today I feel

Today I feel

_____

_____

_____

_____

_____

_____

_____

_____

_____

_____

_____

_____

_____

_____

_____

Today I feel

Today I feel

_____

_____

_____

_____

_____

_____

_____

_____

_____

_____

_____

_____

_____

_____

_____

Today I feel

Today I feel

_____

_____

_____

_____

_____

_____

_____

_____

_____

_____

_____

_____

_____

_____

Today I feel

Today I feel

Today I feel

Today I feel

Today I feel

Today I feel

_____

_____

_____

_____

_____

_____

_____

_____

_____

_____

_____

_____

_____

_____

Today I feel

Today I feel

_____

_____

_____

_____

_____

_____

_____

_____

_____

_____

_____

_____

_____

_____

_____

Today I feel

Today I feel

Today I feel

Today I feel

Today I feel

_____

_____

_____

_____

_____

_____

_____

_____

_____

_____

_____

_____

_____

_____

_____

_____

Today I feel

_____

_____

_____

_____

_____

_____

_____

_____

_____

_____

_____

_____

_____

_____

_____

Today I feel

Today I feel

Today I feel

_____

_____

_____

_____

_____

_____

_____

_____

_____

_____

_____

_____

_____

_____

_____

Today I feel

Today I feel

Today I feel

_____

_____

_____

_____

_____

_____

_____

_____

_____

_____

_____

_____

_____

_____

Today I feel

_____

_____

_____

_____

_____

_____

_____

_____

_____

_____

_____

_____

_____

_____

_____

_____

_____

Today I feel

Today I feel

Today I feel

_____

_____

_____

_____

_____

_____

_____

_____

_____

_____

_____

_____

_____

_____

Today I feel

Today I feel

Today I feel

Today I feel

Today I feel

Today I feel

Today I feel

Today I feel

Today I feel

Today I feel

_____

_____

_____

_____

_____

_____

_____

_____

_____

_____

_____

_____

_____

_____

_____

Today I feel

Today I feel

Today I feel

_____

_____

_____

_____

_____

_____

_____

_____

_____

_____

_____

_____

_____

_____

_____

Today I feel

_____

_____

_____

_____

_____

_____

_____

_____

_____

_____

_____

_____

_____

_____

_____

Today I feel

Today I feel

Today I feel

Today I feel

Today I feel

_____

_____

_____

_____

_____

_____

_____

_____

_____

_____

_____

_____

_____

_____

_____

_____

_____

Today I feel

Today I feel

_____

_____

_____

_____

_____

_____

_____

_____

_____

_____

_____

_____

_____

_____

_____

_____

Today I feel

_____

_____

_____

_____

_____

_____

_____

_____

_____

_____

_____

_____

_____

_____

_____

_____

Today I feel

Today I feel

_____

_____

_____

_____

_____

_____

_____

_____

_____

_____

_____

_____

_____

_____

Today I feel

Today I feel

_____

_____

_____

_____

_____

_____

_____

_____

_____

_____

_____

_____

_____

_____

_____

_____

Today I feel

Today I feel

Today I feel

_____

_____

_____

_____

_____

_____

_____

_____

_____

_____

_____

_____

_____

_____

_____

Today I feel

Today I feel

Today I feel